Was macht eigentlich eine Hebamme?

Text und Zeichnungen:
Tara R. Franke
www.hebammenhandwerk.de

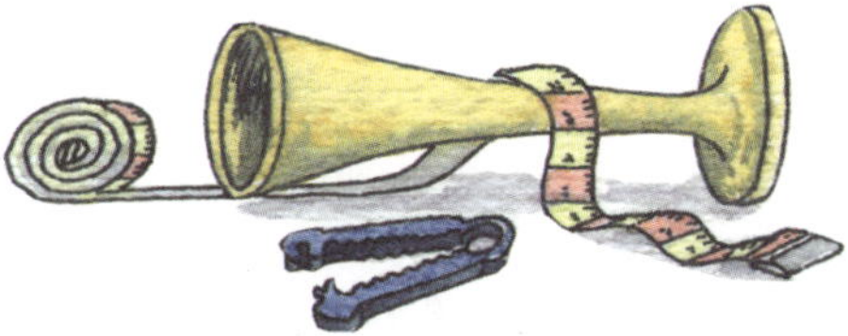

Für Frithjof, Marlene und Miroslav

Dieses Büchlein wurde überreicht von:

____

Ich bin Tim, und hier seht ihr mich mit meiner Freundin Leonie. Leonies Mutter Hanna kommt gerade von der Arbeit nach Hause.

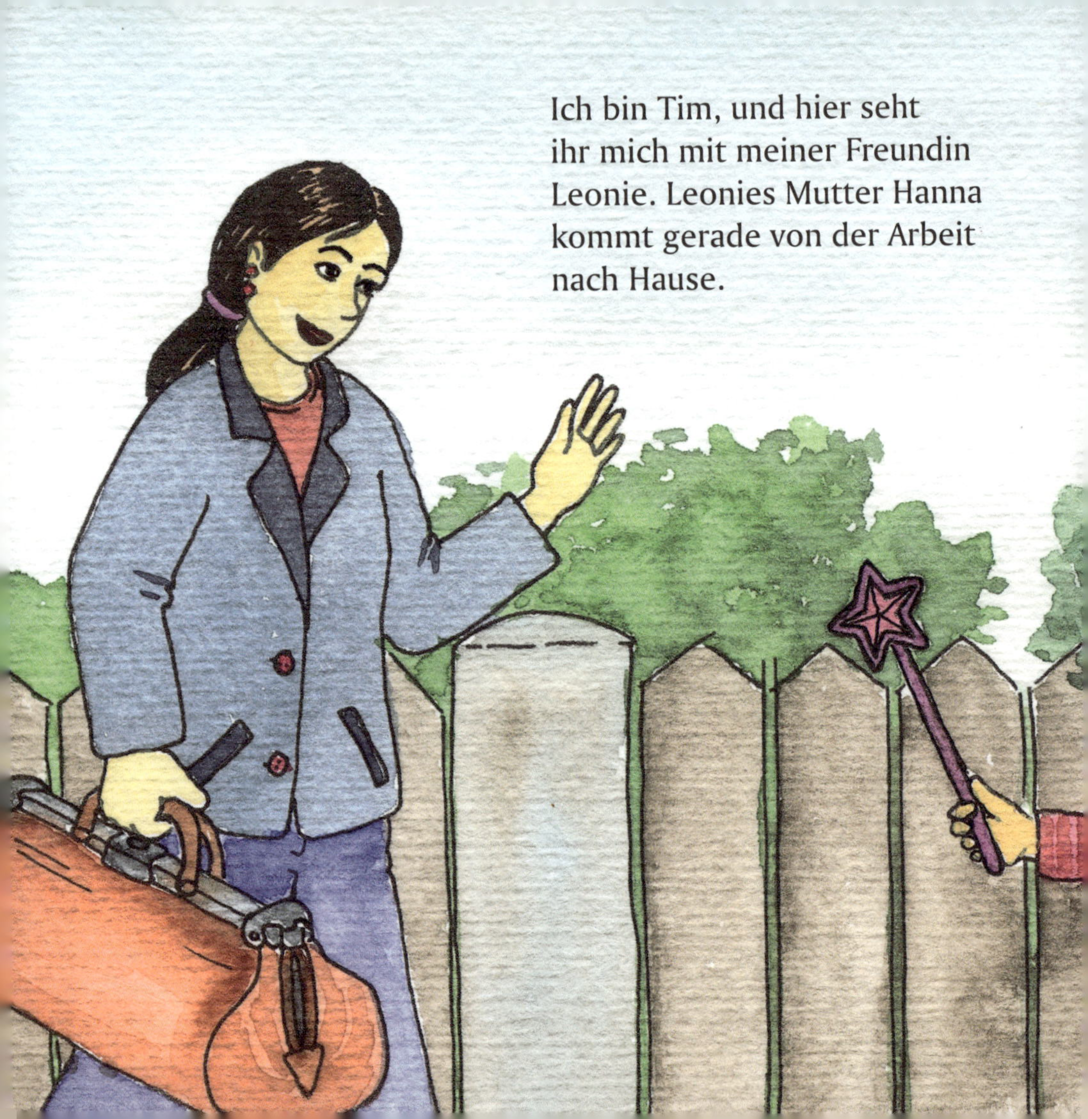

Sie ist Hebamme.

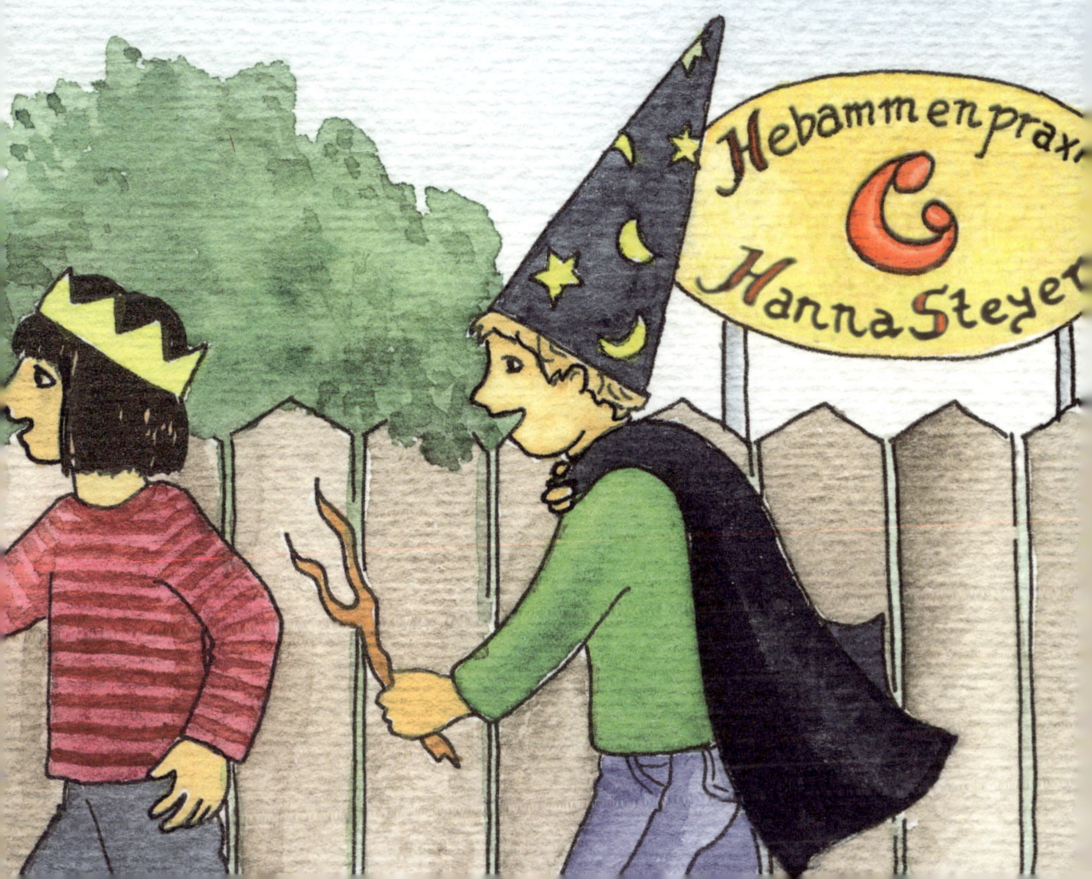

Hebammen helfen Frauen bei der Geburt. Hanna war auch dabei, als ich zur Welt gekommen bin. Mama sagt, dass so eine Geburt ganz schön anstrengend ist und auch sehr weh tut. Papa musste ihr fast die ganze Zeit feste den Rücken massieren.

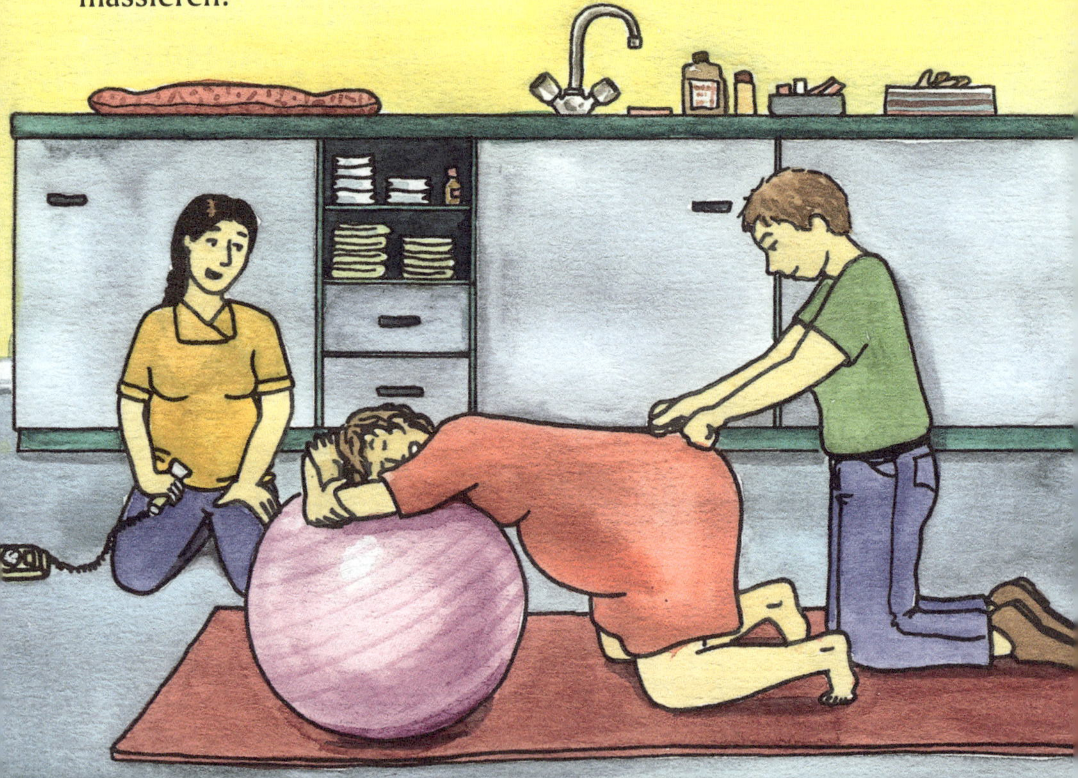

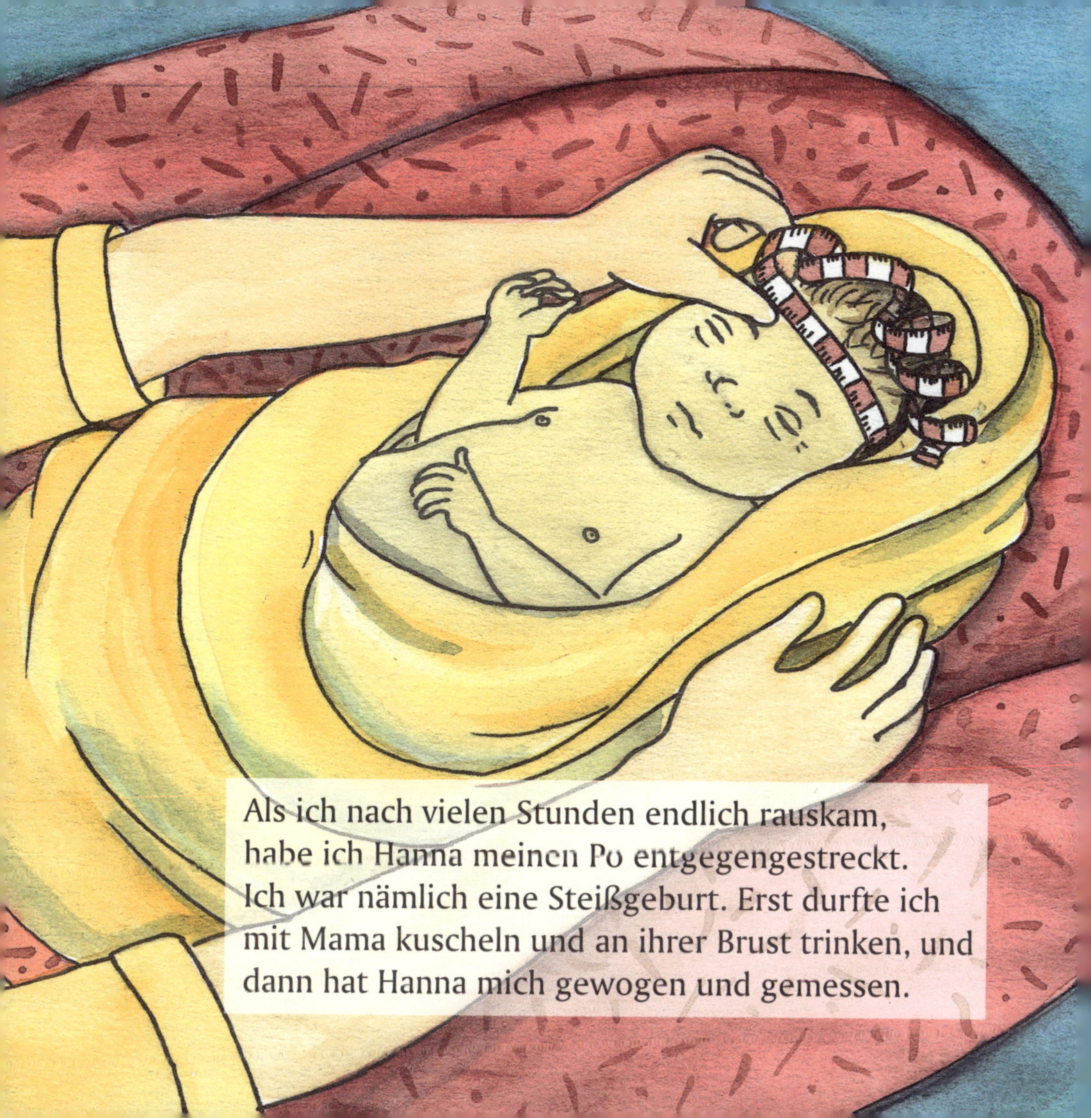

Als ich nach vielen Stunden endlich rauskam, habe ich Hanna meinen Po entgegengestreckt. Ich war nämlich eine Steißgeburt. Erst durfte ich mit Mama kuscheln und an ihrer Brust trinken, und dann hat Hanna mich gewogen und gemessen.

Normalerweise kommen Kinder mit dem Kopf zuerst auf die Welt. Der Kopf ist nämlich der schwerste Teil von einem Baby. Ich wollte mich aber nicht nach unten drehen.

Mama meint, ich wollte wohl schon immer was Besonderes sein.

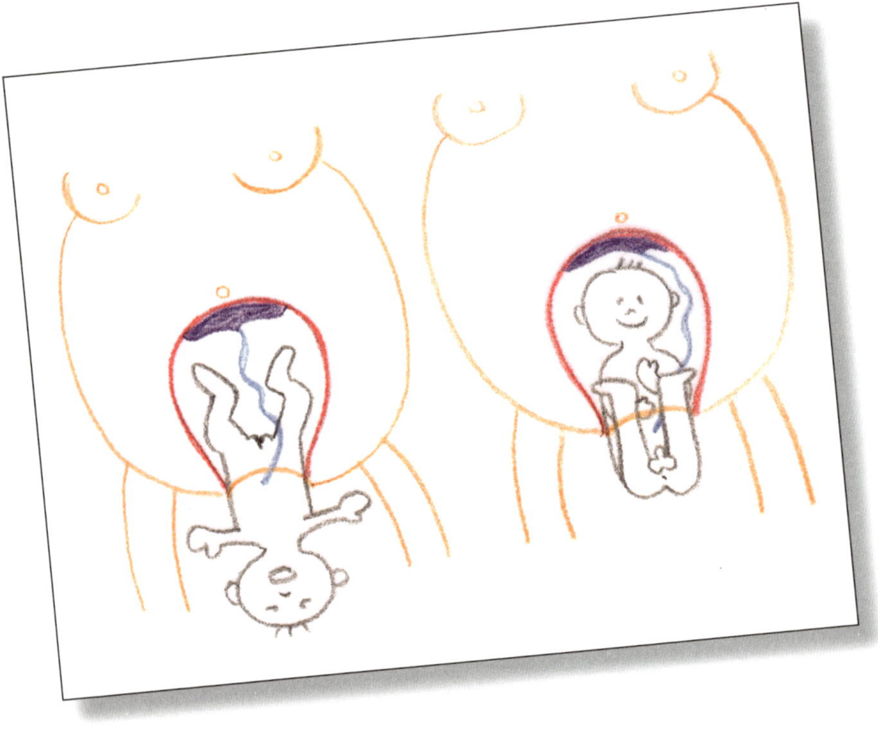

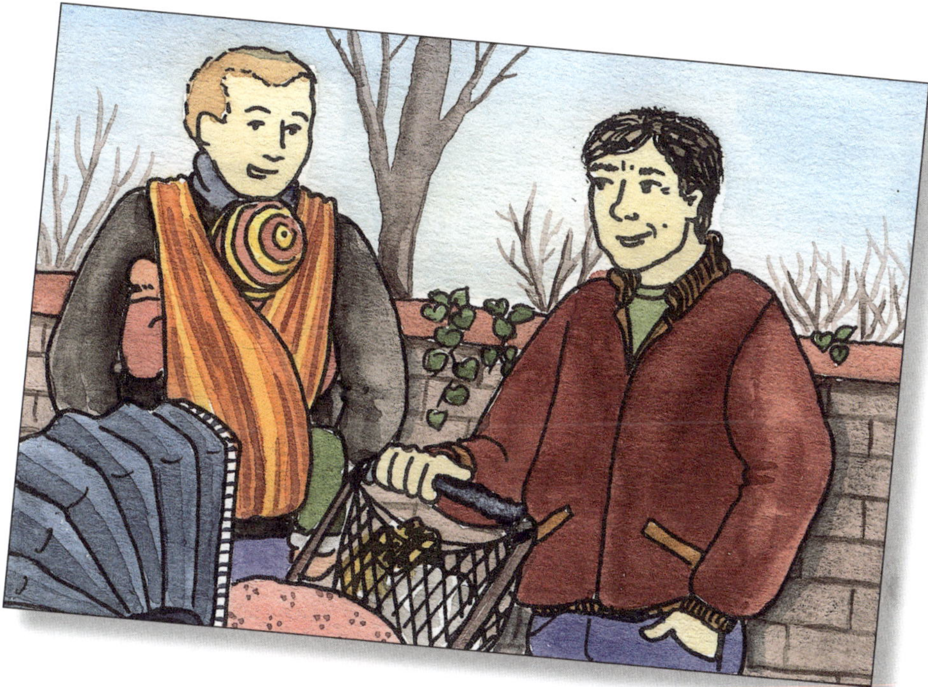

Ein paar Monate nach mir kam dann auch Leonie zur Welt.

Hier seht ihr unsere Papas auf unserem ersten gemeinsamen Spaziergang.

Hanna hat in ihrem Haus
eine Hebammenpraxis.

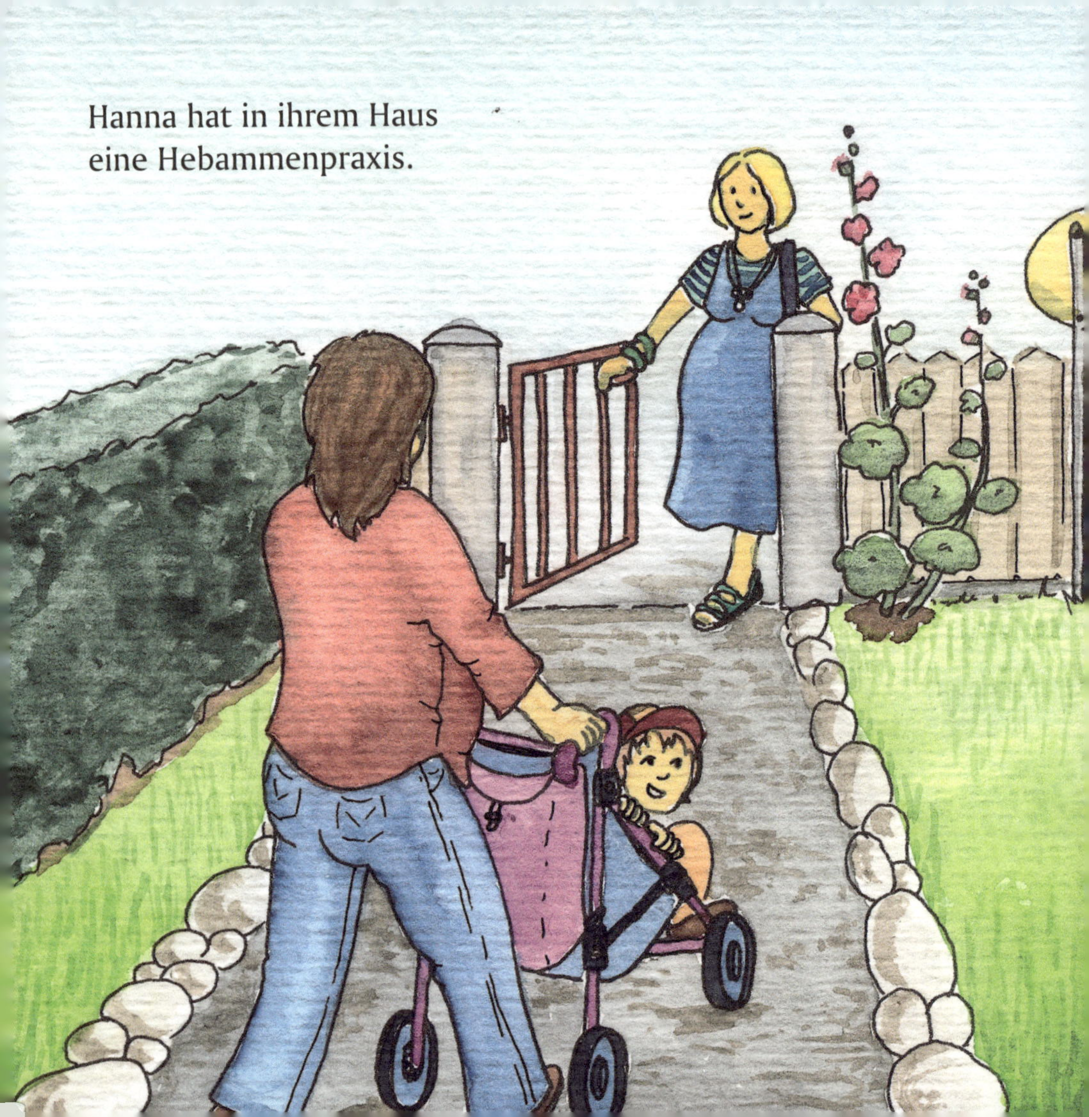

Wenn Leonie und ich im Garten spielen, sehen wir manchmal die Frauen mit ihren dicken Bäuchen kommen und gehen.

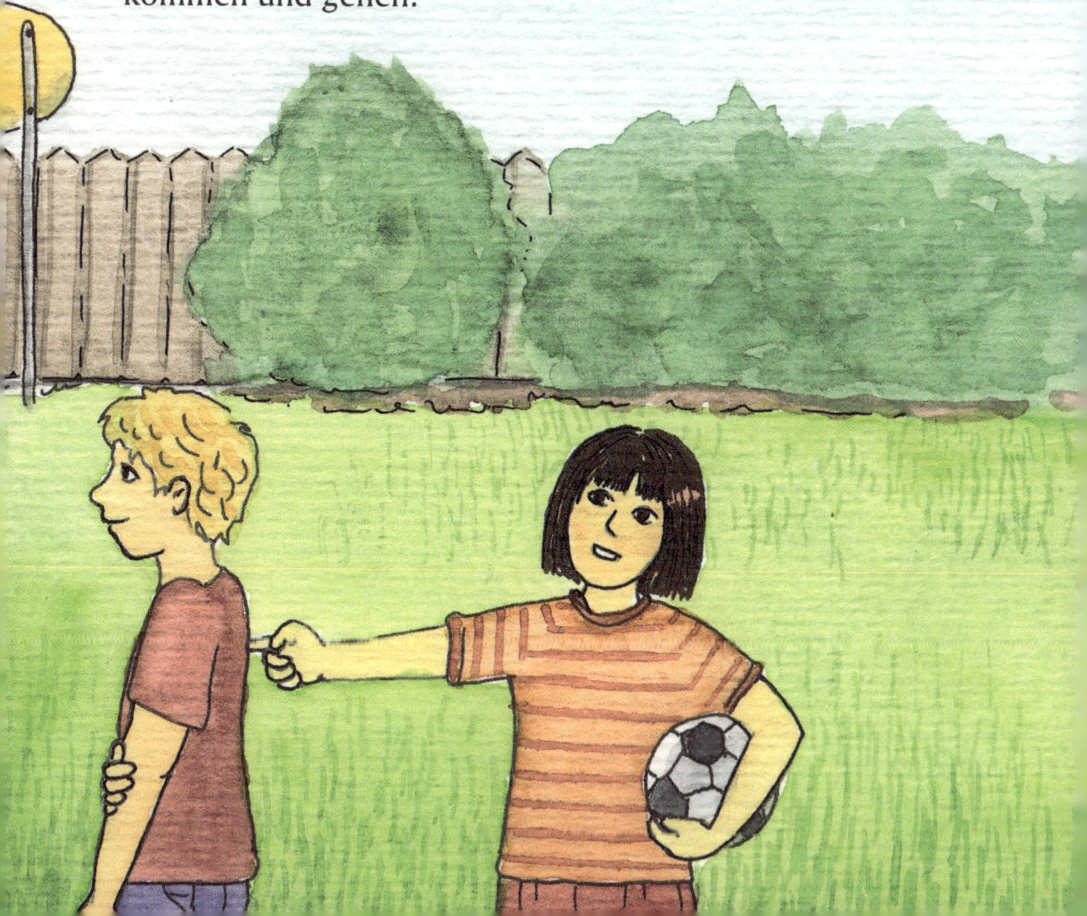

Die Schwangeren kommen zu Hanna, weil sie wissen wollen, ob alles in Ordnung ist und das Kind gut wächst. Einmal durfte ich Hanna bei der Arbeit zusehen.

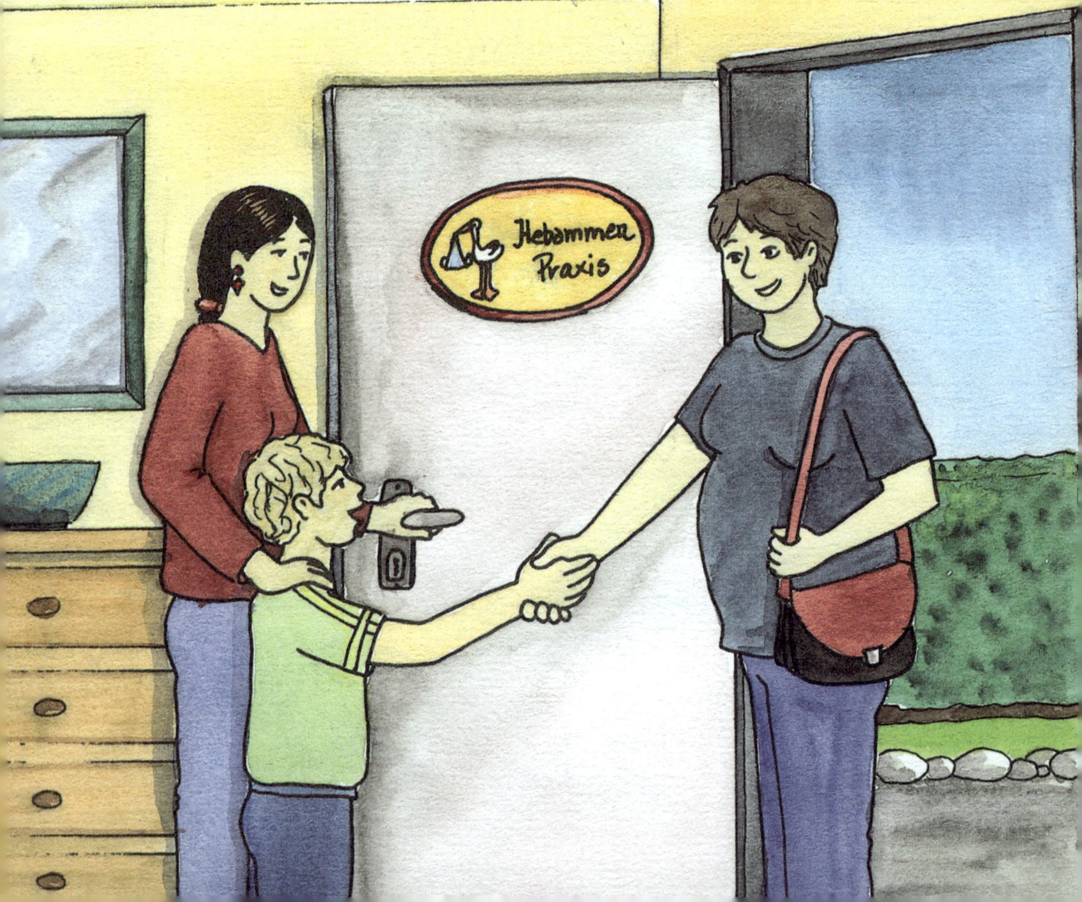

Hanna tastet den Bauch mit den Händen ab. So kann sie fühlen, wie das Kind liegt und wie groß es ist.

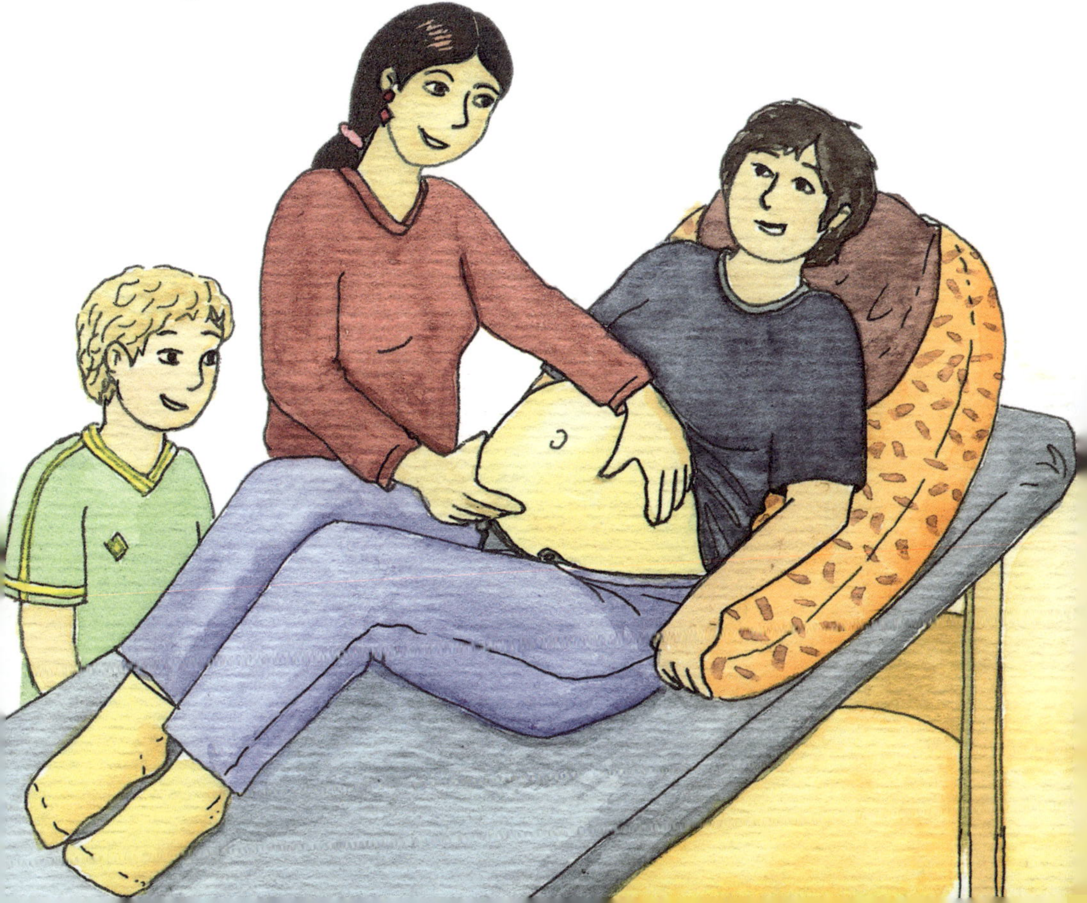

Dann hört sie die Herztöne vom Kind.
Das macht sie mit einem kleinen elektrischen Gerät oder mit einem Hörrohr aus Holz. Ich durfte es auch mal versuchen.

Die Herztöne vom Baby sind sehr leise und ganz schnell.

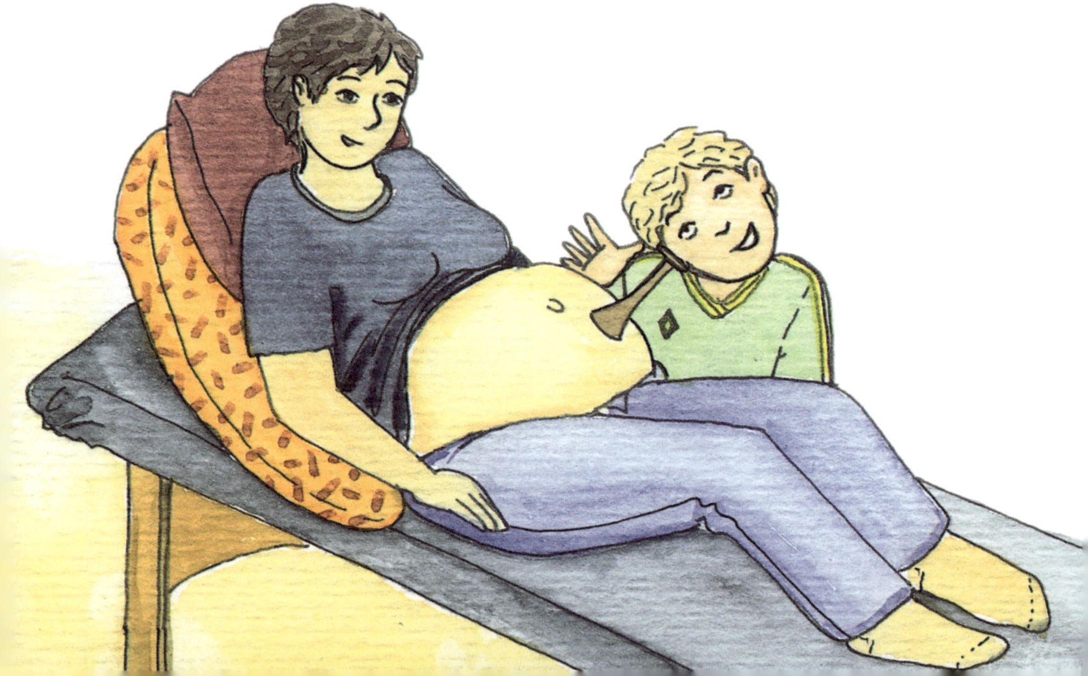

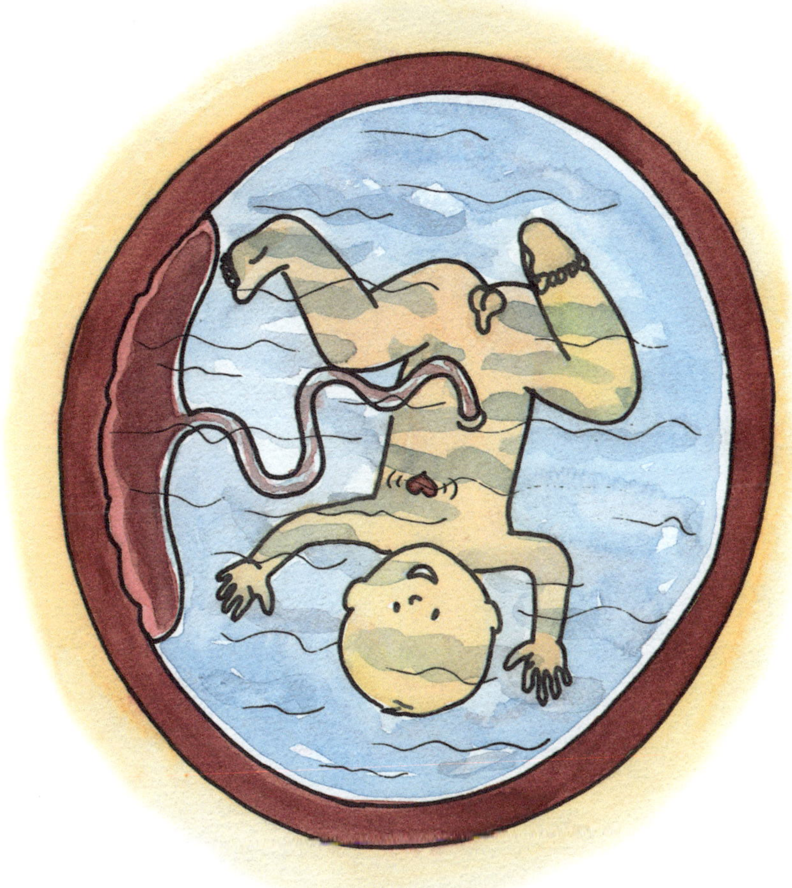

Das liegt daran, dass das Kind noch so klein ist.
Hanna sagt, dass es im Bauch in einer Blase
mit Fruchtwasser schwimmt. Wie ein kleiner Fisch.

Ich konnte mir gar nicht vorstellen, wie ein ganzes Baby in so einen Bauch hineinpasst. Da hat Hanna Leonie und mir eine Gebärmutter auf den Bauch gemalt und ein Baby hineingezeichnet.

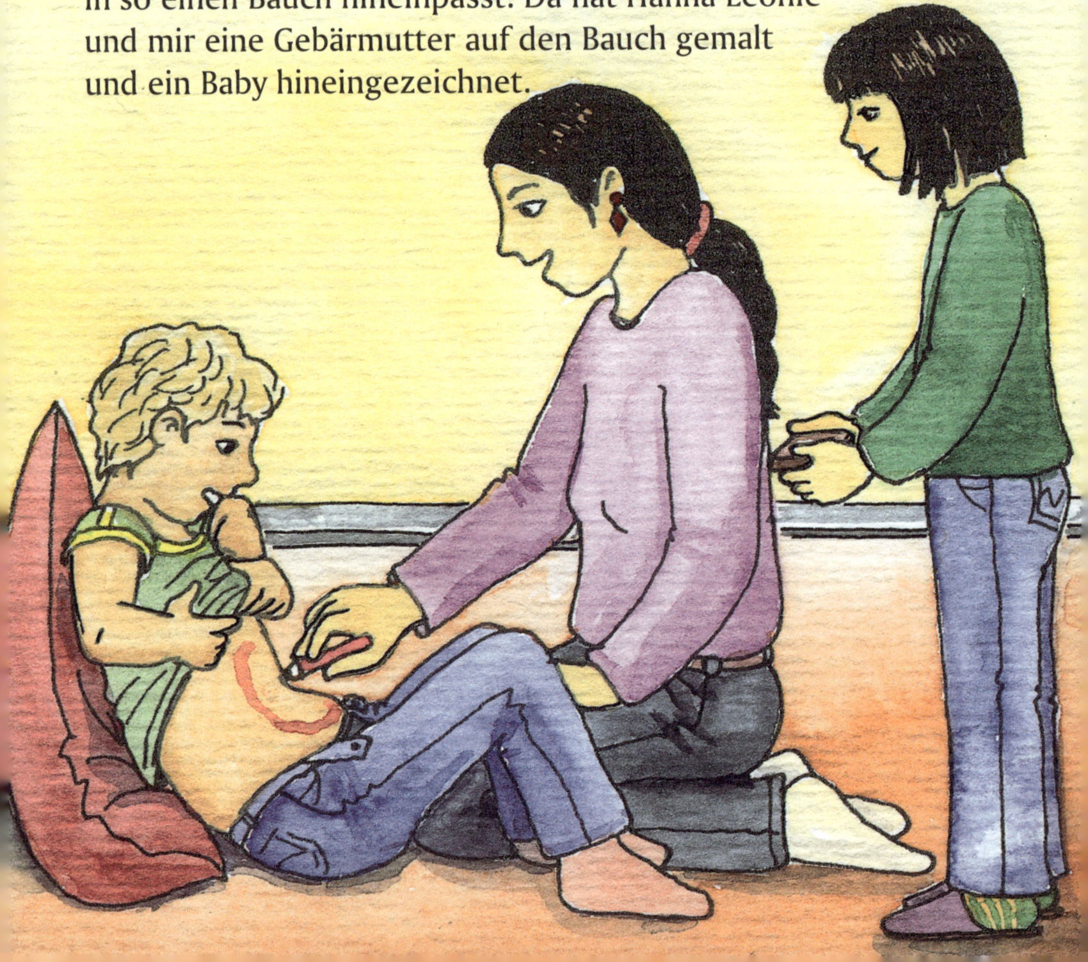

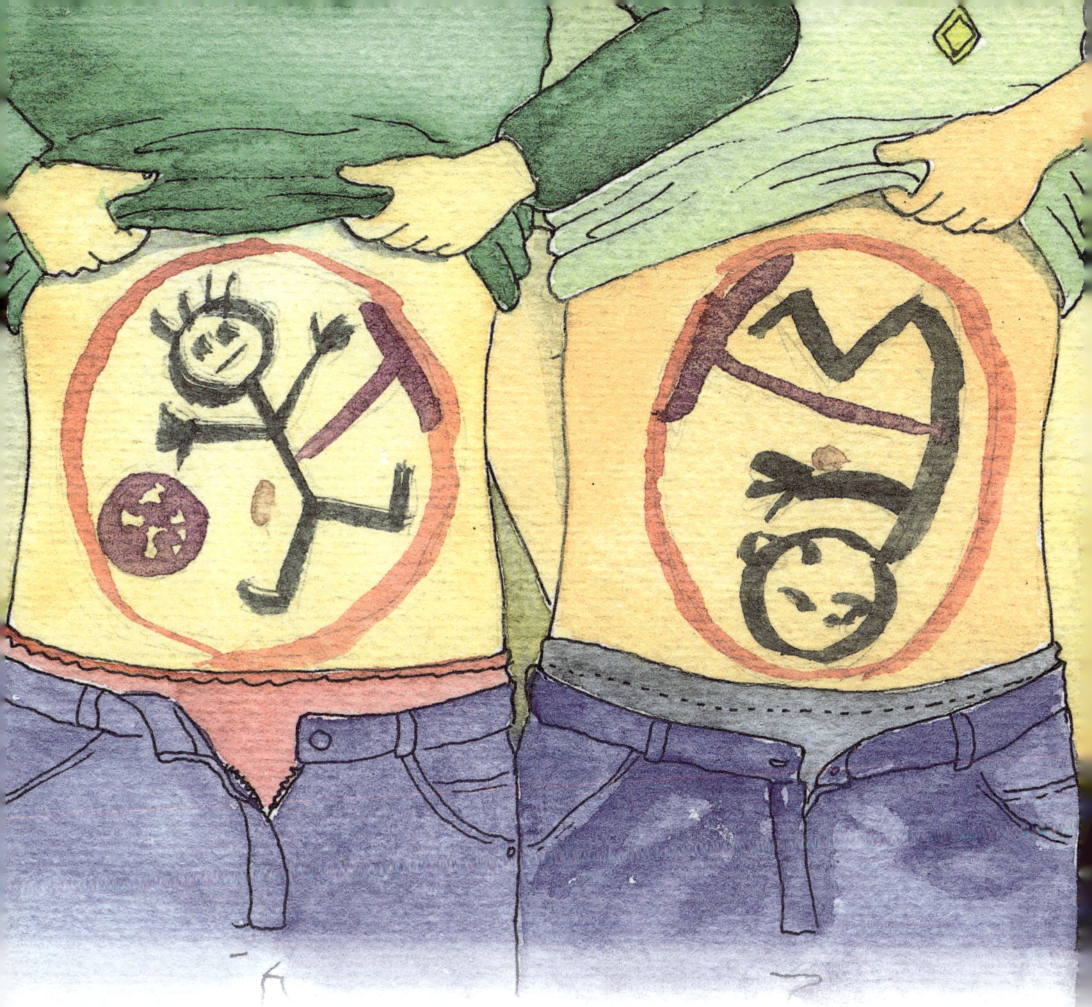

Leonie bestand darauf, dass ihr Baby schon Fußball spielen kann.

Einmal haben Leonie und ich an Hannas Praxistür gelauscht, als sie einen Kurs für Schwangere gab. »Geburtsvorbereitung« nennt sie das, aber Leonie sagt immer »Stöhn-Stunde«.

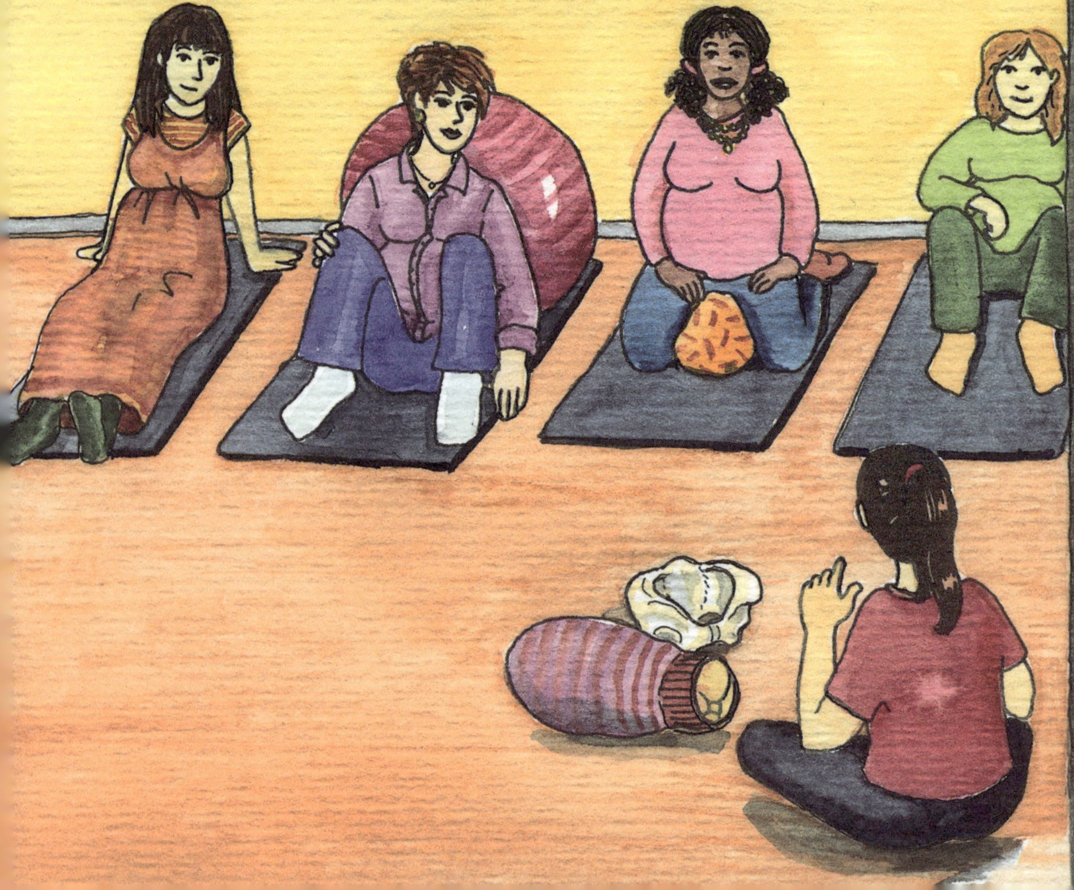

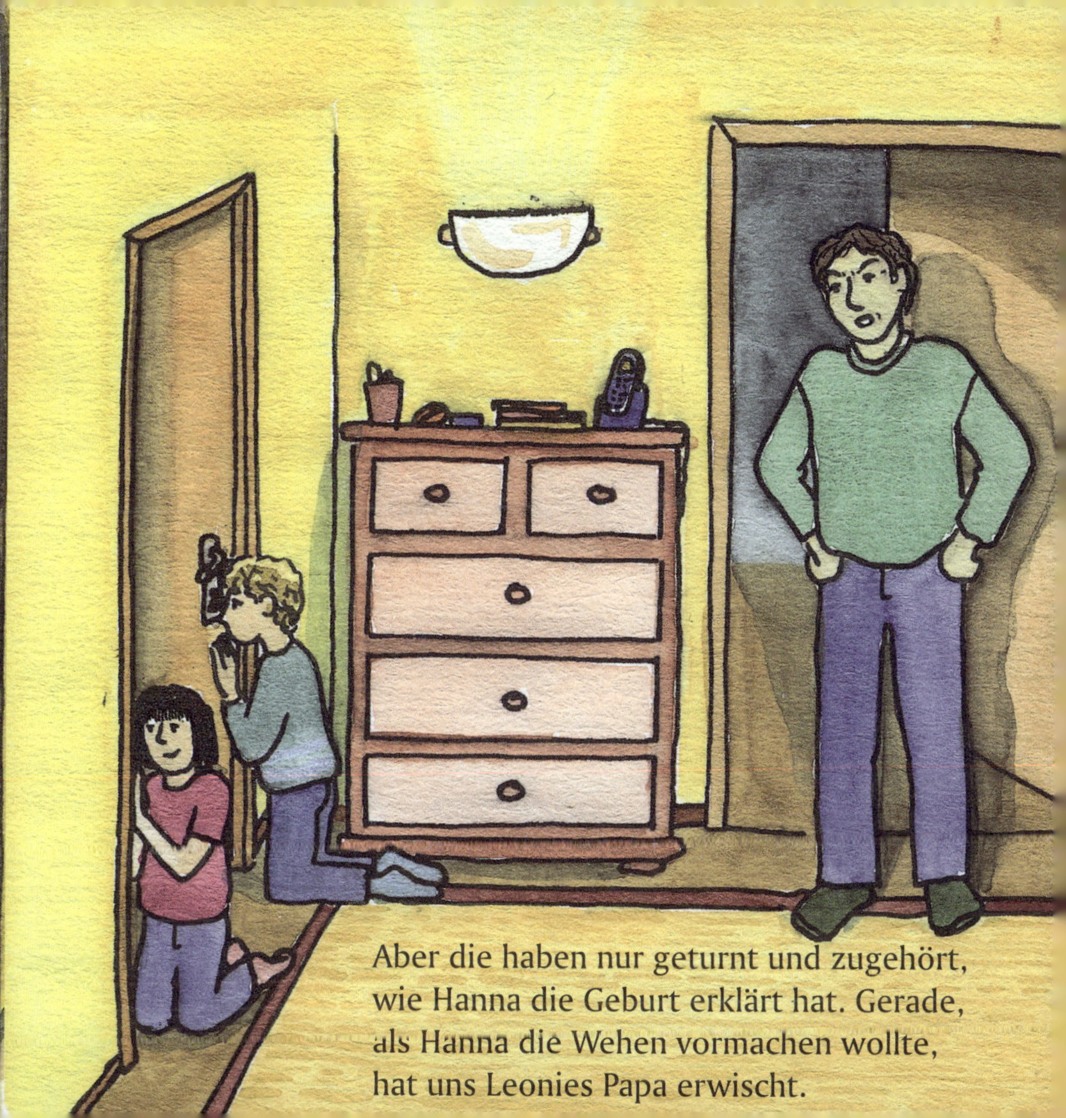

Aber die haben nur geturnt und zugehört, wie Hanna die Geburt erklärt hat. Gerade, als Hanna die Wehen vormachen wollte, hat uns Leonies Papa erwischt.

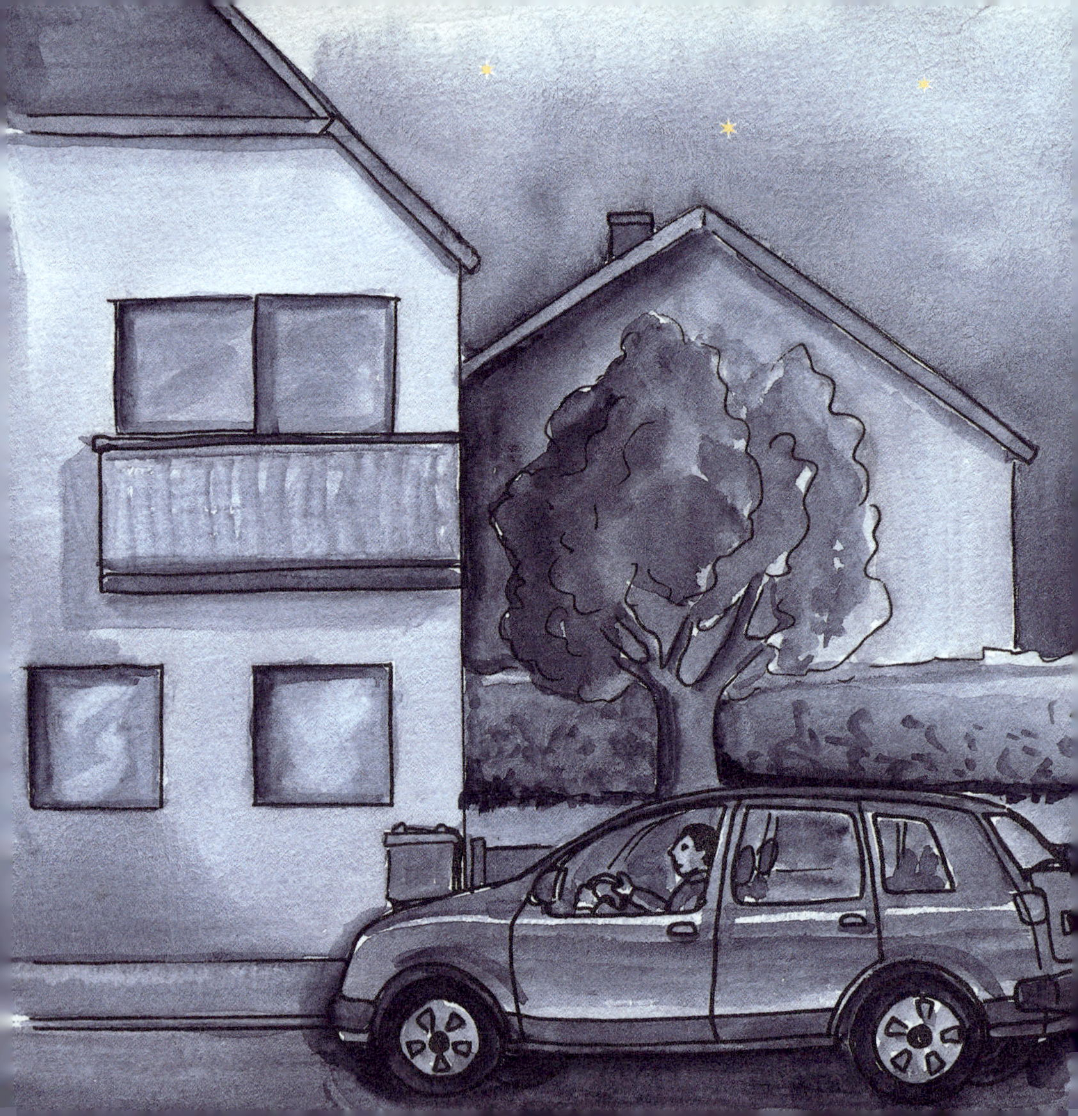

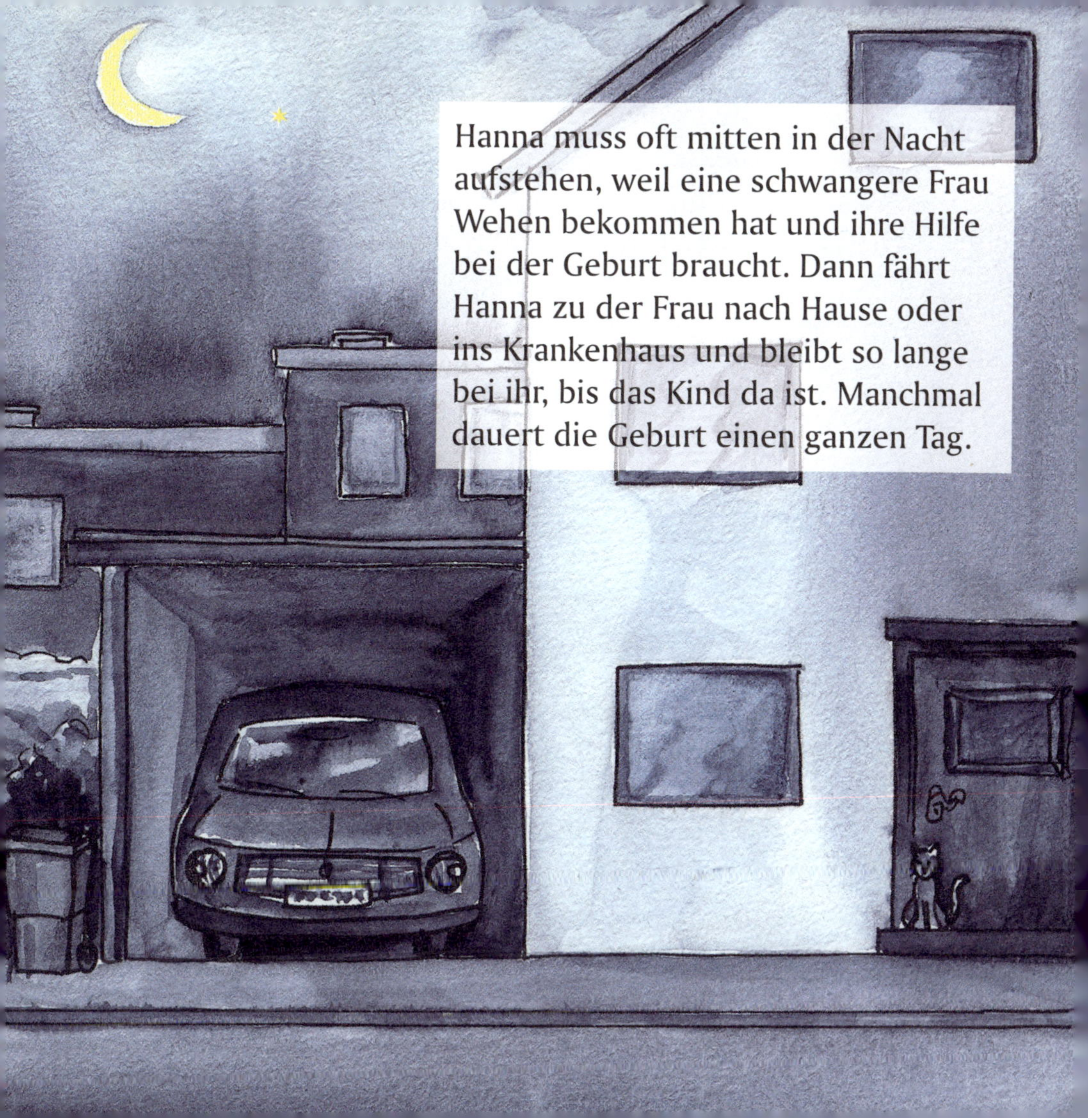

Hanna muss oft mitten in der Nacht aufstehen, weil eine schwangere Frau Wehen bekommen hat und ihre Hilfe bei der Geburt braucht. Dann fährt Hanna zu der Frau nach Hause oder ins Krankenhaus und bleibt so lange bei ihr, bis das Kind da ist. Manchmal dauert die Geburt einen ganzen Tag.

Weißt Du, wie ein »Wochenbett« aussieht?
So heißen die ersten Wochen nach der Geburt,
wenn die Mutter sich von der anstrengenden
Geburt erholt und viel Zeit im Bett verbringt.

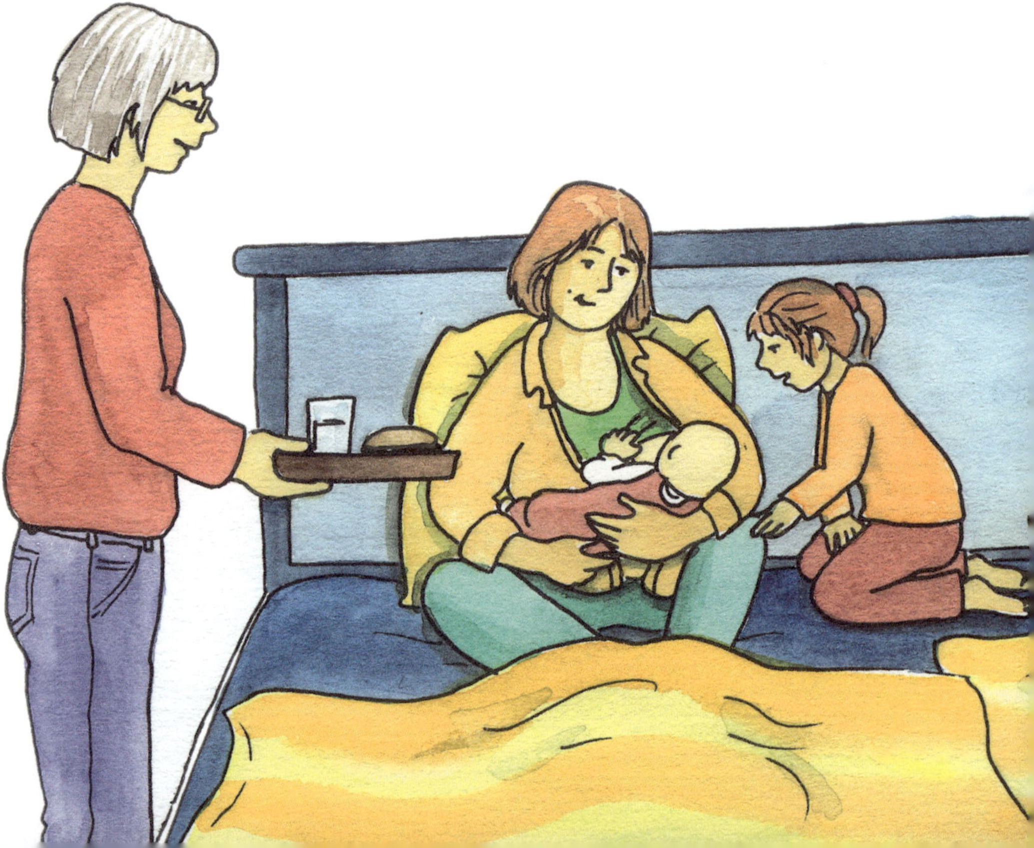

Am Anfang kommt Hanna jeden
Tag zu ihr nach Hause.
Sie hilft der Frau beim Stillen
und massiert ihr den Bauch.

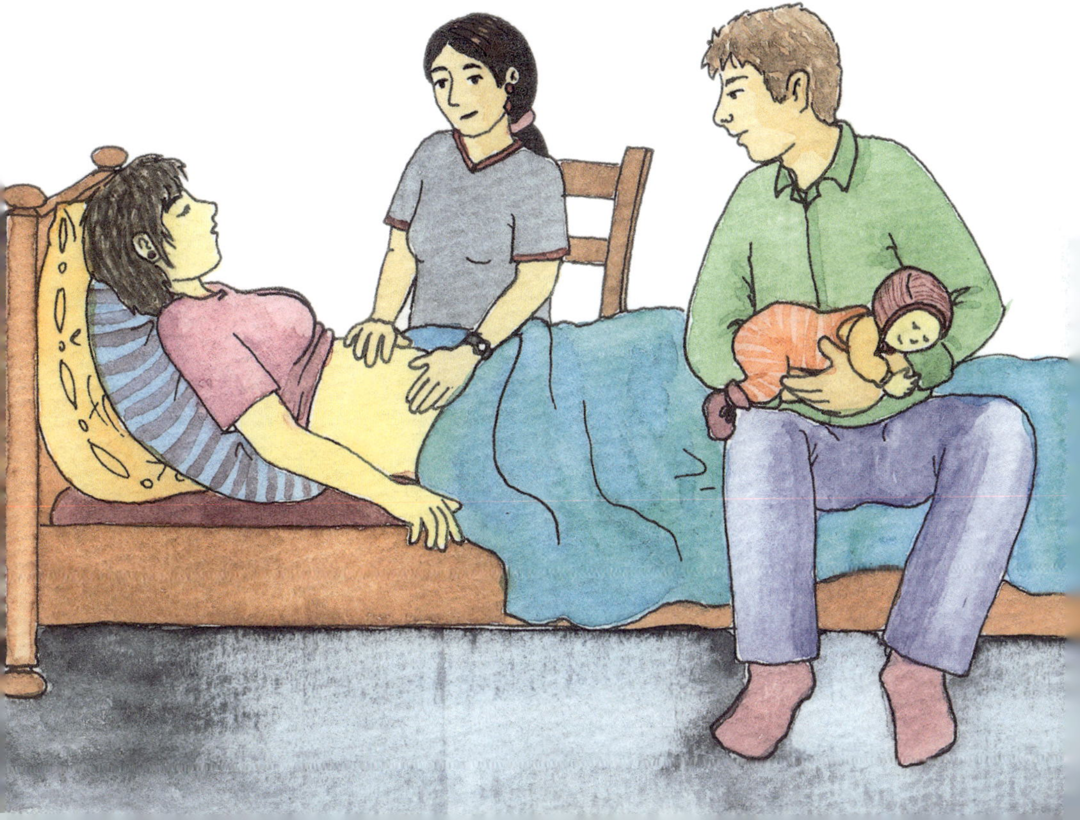

Sie wiegt das Kind und achtet darauf, dass es gut zunimmt.

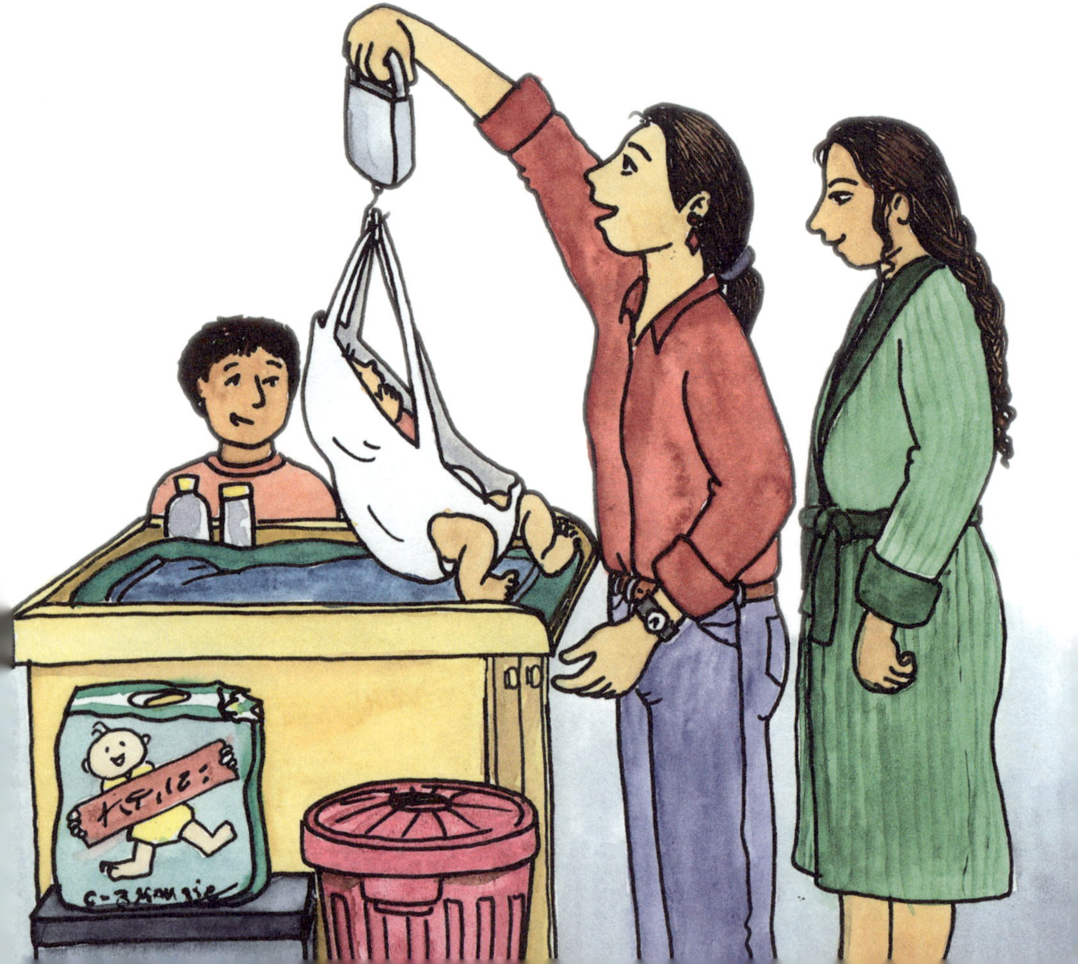

Außerdem zeigt Hanna ihr Turnübungen.
Diese Übungen helfen der Mutter, dass
der Körper wieder so wird wie vor der
Schwangerschaft.

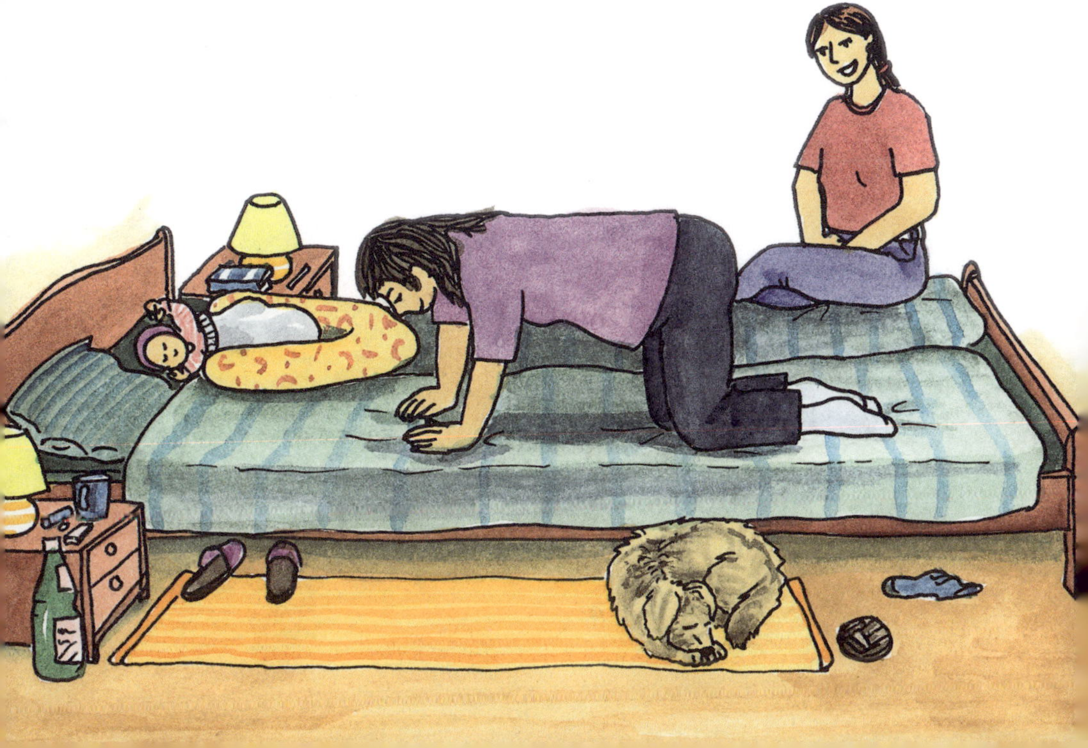

Wenn das Kind ein paar Wochen alt ist, kommen viele Frauen wieder in die Praxis zum Reden und Teetrinken.
An diesen Nachmittagen kommt Leonie meistens zu mir spielen, weil ihr das laute Babygeschrei auf den Wecker geht.

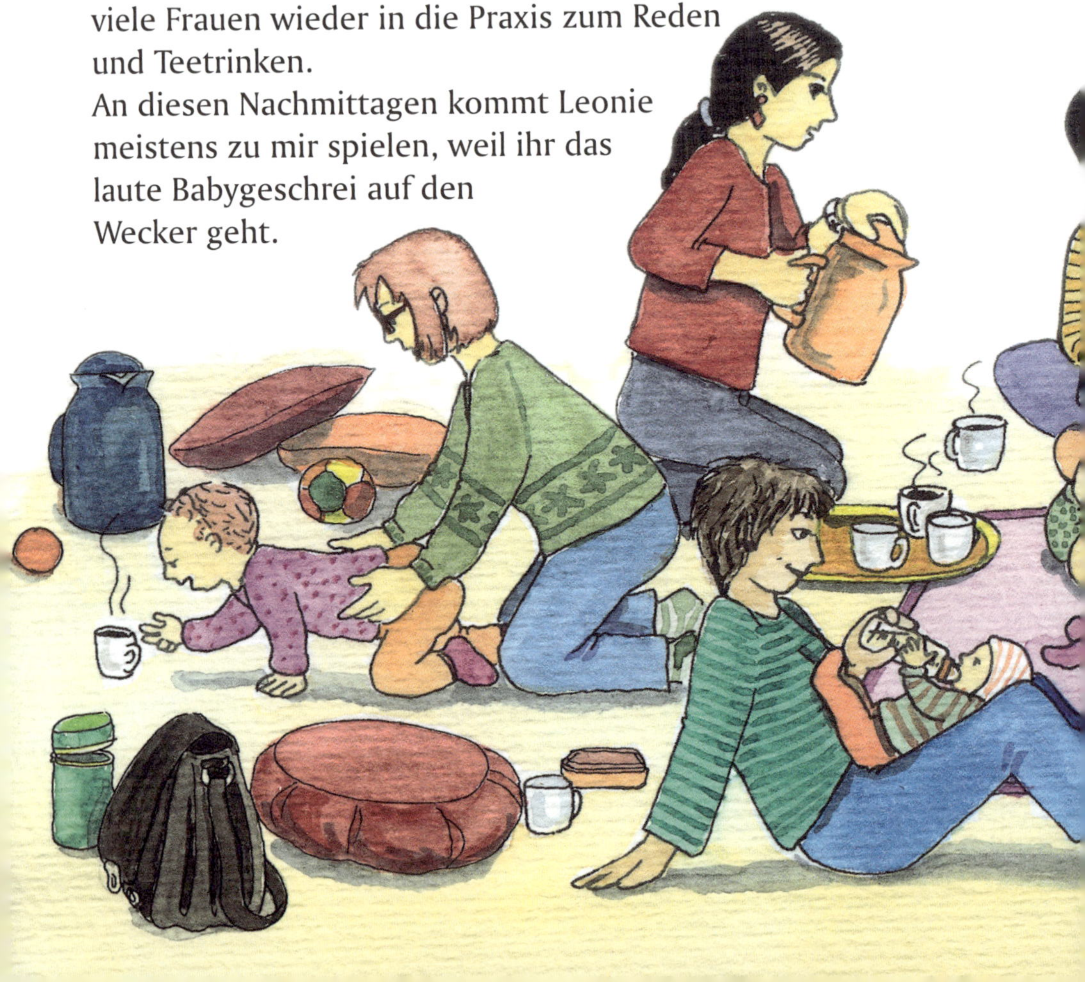

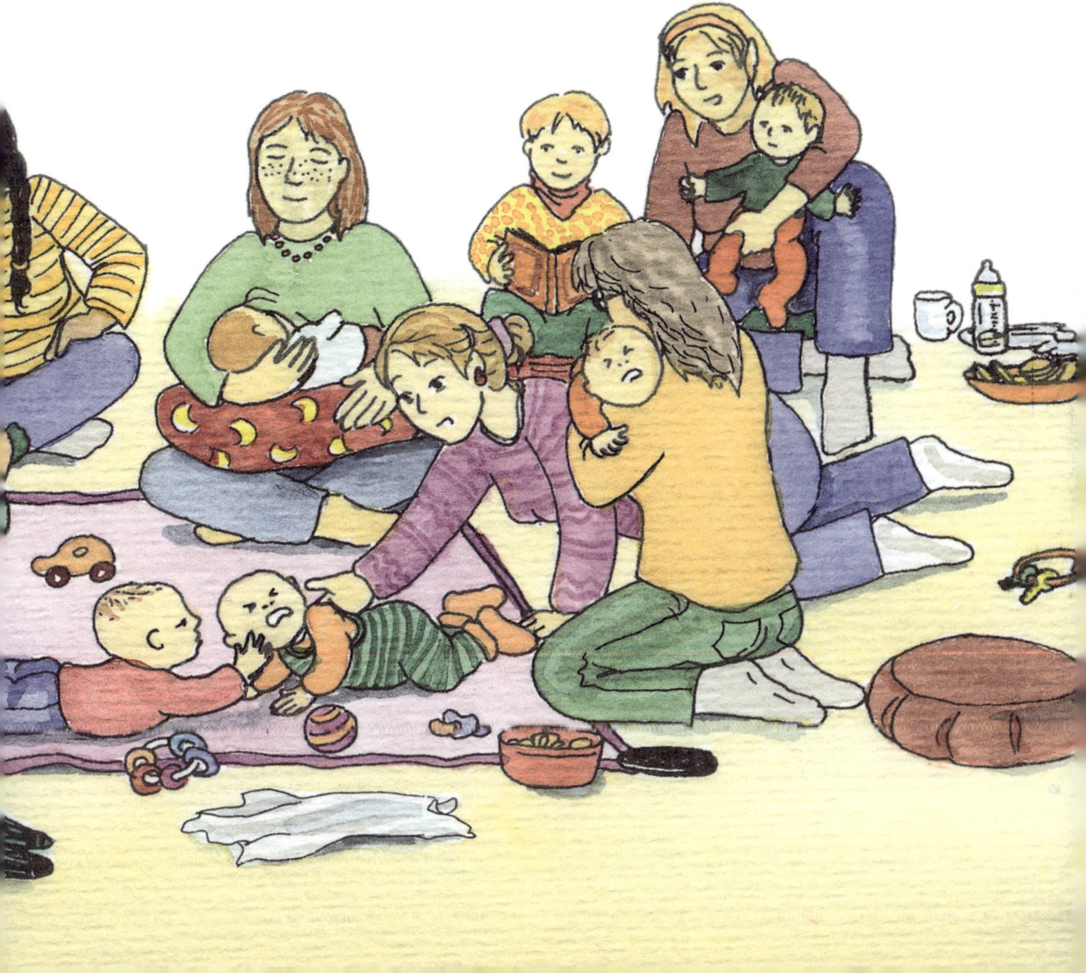

Hanna sitzt auch viel am Schreibtisch und schimpft auf den Papierkram. Wenn sie davon schlechte Laune kriegt, überredet Leonie sie manchmal, mit auf den Fußballplatz zu kommen. Dann zeigt Leonie ihr, wie toll sie schon köpfen kann.

Leonie will nämlich keine Hebamme werden, wenn sie groß ist, sondern lieber Fußballerin – und 2027 die Weltmeisterschaft gewinnen!

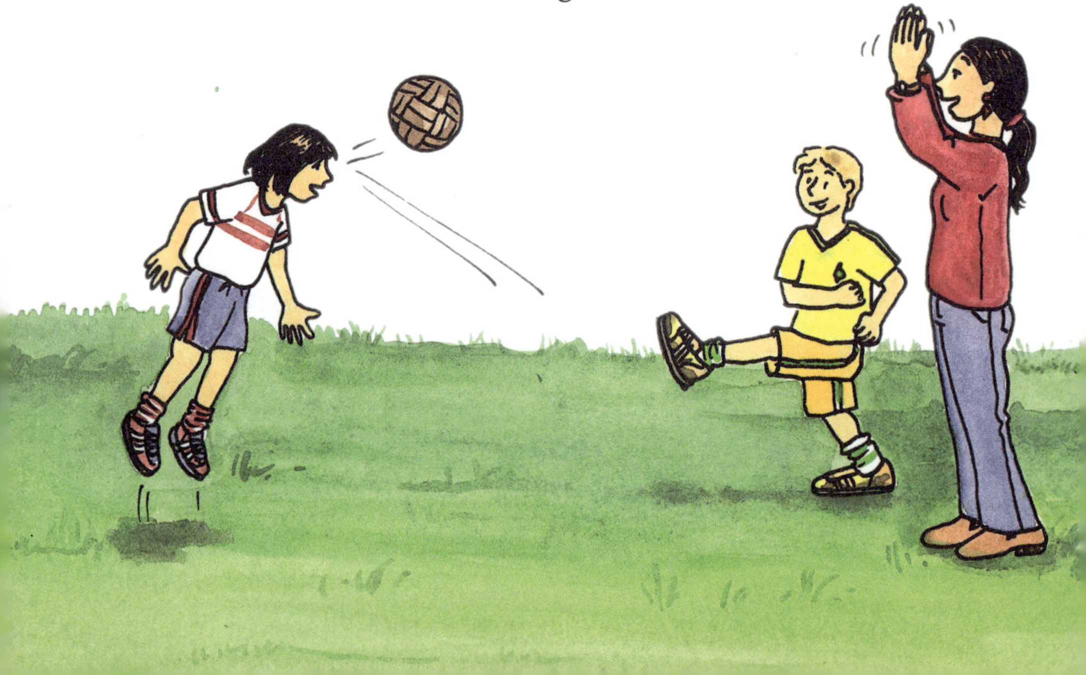